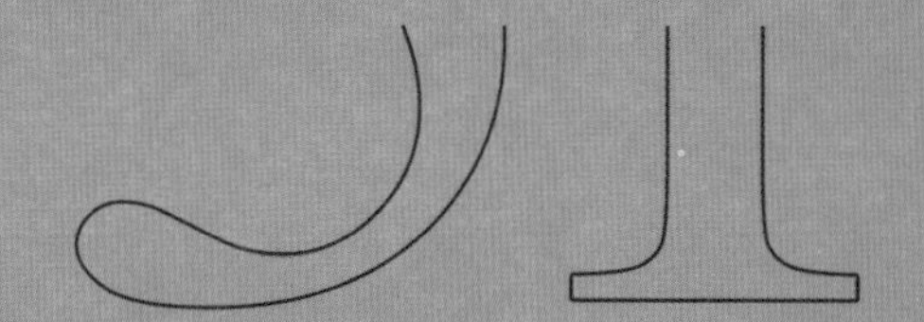

让父母健康长寿的31件事

[日] 米山公启◎著　肖 放◎译

北京大学出版社
PEKING UNIVERSITY PRESS

目 录

Contents

第二章 美味让父母变得更年轻

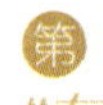

章

“有奔头”是父母长寿的秘诀

Contents

第四章

有趣的活动让头脑保持灵活

有时候，当我们回家见到父母，会突然发现他们老了很多。其实我们平常很少意识到父母的年龄，好像他们永远也不会有变化似的。但是如果和他们一起外出，就会吃惊地发现，父母走路慢了，腰也比以前弯多了。

想想连我们自己都在一点点变老，父母也只会比我们老得更快。而父母的衰老必将给生活带来各种问题，比如脑梗塞、脑血栓、老年痴呆症还有腿骨折等，都会使他们瘫痪在床。经常可以看到，很多人在父母卧床不起时才后悔没有早点采取预防措施。

我母亲就是因为脑梗塞引发了老年痴呆症，在床上瘫痪了9年后去世的。父亲和我都是医生，令人极其遗憾的是尽管守着两名医生，却没能预防得了母亲的病。

这类病的病因一般有两个：其一是遗传因素，其二是诱发疾病的各种外界刺激因素。举个例子来说，如果一个人在遗传上就是容易患脑梗塞、脑溢血的体质，同时又有高血压、高血脂、糖尿病等疾病，那么就很容易由脑血管堵塞引发脑梗塞，或由脑血管破裂引起脑溢血。

虽然遗传性的体质很难改变，但通过控制诱发病症的其他因素，还是可以延缓发病时间或者降低发病几率的。另外，很多研究还证明，老年痴呆症的发病和生活习惯存在着很大关系，因此，改变生活习惯也可以起到预防老年痴呆的作用。

最重要的是，对于时刻存在于身边的各种疾病，我们要知道如何减少引发疾病的风险、延缓发病时间。

如果父母卧床不起并且需要人看护，那对于我们来说，无论精神上还是经济上都会是很大的负担，也会影响我们的正常生活。可在父母健康的时候，很多人却不知道应该怎样预防疾病。

有一个事实我们不得不承认：随着父母年龄的不断增加，患病的风险越来越大。要想防止或延缓疾病的发生，除了父母自身的努力之外，做子女的也有很多可做的事情。

我们经常讲要尽孝心，其实真正的孝心莫过于想办法不让父母得病。在母亲节、父亲节送父母礼物之类的，只是形式上的东西，无法使他们远离疾病的困扰。作为子女，应该好好地考虑用什么方法才能使父母更加健康，要经常和父母进行交流，了解他们的健康情况。

父母身体健康，子女的生活也会更加轻松、快乐。如果父母患上了重病，再怎么找名医，也很可能无法完全康复。我听过有人为了照顾患病的父母而辞去工作，但这挽救不了什么。试想，如果连辞去工作都能做到的话，为什么不能提前采取一些预防措施呢？父母生病后才开始着急，是什么问题都解决不了的。

实际上，可能大家都明白这个道理，但对于忙碌的上班族来说，的确很难挤出多少时间去照顾父母。这本书就是想向大家介绍一些能够让父母健康而又不太费事的方法。

请记住，不要认为父母身体还很健康就可以安心了，预防疾病应该从现在开始！

米山公启

第一章

为了父母更健康

一个人上了年纪，
不管是想活动活动身体还是想尝试什么新鲜事物，
往往都会犹豫不决。为了让父母更健康，
做子女的我们就必须多付出一份心力。

送运动鞋 1

建议父母从轻松的散步开始

随着年龄的增长，人活动身体的机会自然越来越少。另外，如果平时不怎么锻炼身体的人突然开始运动的话，反而容易受伤或者发生意外。

散步则是任何人都能坚持的一种简单运动，最近的医学研究结果也证明散步的诸多益处。现在有很多既轻巧功能又多的运动鞋，所以，不妨选择一双合适的送给父母，鼓励他们平常多出去走走。

一天走20分钟，击退"生活习惯病"

我们还要告诉父母，散步其实也不用花很长时间，一天只要走上20分钟就能够见到效果，足以让他们保持年轻。

习惯了每天散步20分钟后，自然不会再觉得走路是痛苦的事了。锻炼会使人在增加肌肉的同时促进新陈代谢，并能使积存在腰腹周围的脂肪得到燃烧，进而让身体变得结实、苗条。

散步的好处不仅仅是燃烧脂肪，很多相关的研究结果告诉我们，散步有降压的功效，还可以减少血液中的中性脂肪和“坏胆固醇”（VLDL，极低密度脂蛋白）的数值。这些都说明，坚持散步不但会让身体充满活力，同时还能在不知不觉中降低患动脉硬化、脑梗塞、心肌梗塞等“生活习惯病”的风险。每天20分钟的适当运动还能增加人体胰岛素的分泌，降低血糖值和预防糖尿病的发生。

除此之外，散步还有一个重要的功效，那就是可以增加血液中的5–羟色胺。下面就给大家介绍一下5–羟色胺吧。

有效增加5–羟色胺的呼吸方法

5–羟色胺是一种使人身心放松的重要脑内物质。一个人血液中的5–羟色胺不足会导致某些身心障碍，最常见的比如使人因为一点儿小事而焦躁不安，时常感到情绪低落，早上起床时心情抑郁等。

我们既要让父母知道，仅仅是简单

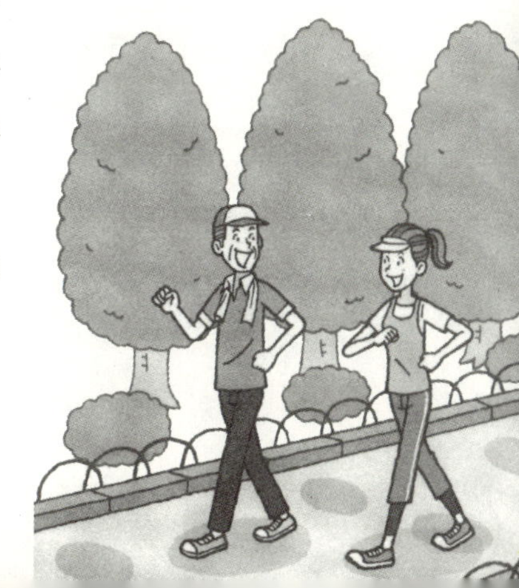

的散步就能使我们的身体分泌5-羟色胺，同时还应该教他们提高5-羟色胺分泌量的运动方法，即呼吸法，伴着“右、左、右、左”的步伐节奏，用鼻子“吸、吸、呼、呼”有规律地呼吸。这样反复多次，血液中5-羟色胺的分泌量就会增多。

每天只用20分钟的时间来散步，就可以保持青春常在。不要再迟疑了，这就送上运动鞋给父母，让他们马上开始散步吧。

Tips

⊙ 散步时和着步伐的节奏采用“吸、吸、呼、呼”的呼吸方法，刚开始时最好一天以20分钟为限。

2 送计步器

送计步器，让父母养成散步的习惯

在给父母送运动鞋的同时还应该再送一样东西——计步器。原因有二：一是能让父母随时了解自己的身体状况；二是有了它就可以设定目标从而使散步容易坚持下去。

现在的计步器一般都能保存一周的活动记录，这样就可以比较每天散步的步数。借这个机会，让父母试着开始管理自己的健康。

“看今天能不能比昨天多走1000步。”像这样把目标数值化后，就可以增强一个人的成就感。在散步时也不一定要求自己必须走多少步，只要步数适量就会获得足够的效果。计步器还可以帮你随时掌握父母的健康状况，知道他们一天走了多少步，甚至有时还能发现父母健康上的微小变化。

设定7000步的目标

日本以前的健康法要求一个人每天要走1万步，但对上了年纪的人来说这个目标有些高了，反倒会使他们失去运动的兴趣，起到反效果。

为了让父母能够坚持每天散步，我们应该设定一些比较容易实现的目标。据说现代人平均每天要走7000步左右，所以，何不让父母把目标值设定为每天7000步呢？设定一个目标，并且坚持去做，就会逐渐使骨质变硬，防止骨质疏松，而且对瘫痪和老年痴呆症也能起到预防作用。

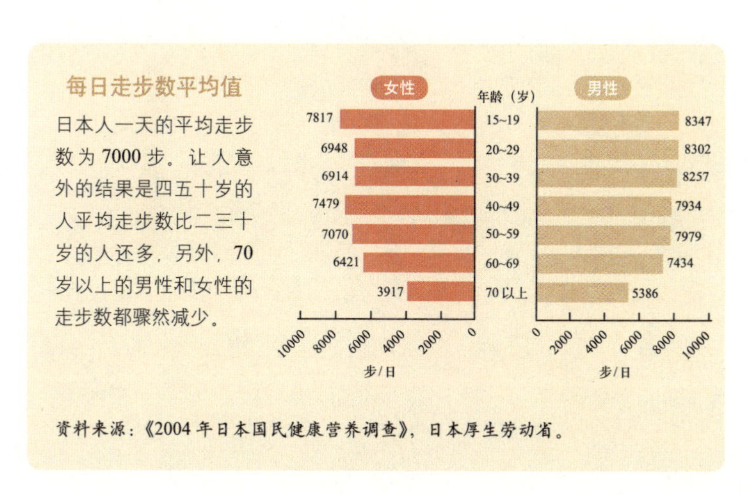

养成随身携带计步器的习惯

视散步为乐趣的人身上大都带着计步器，自己走了多少步一目了然，自然就愈发地想走了。与其只在散步时带上计步器，不如建议父母平时就把它带在身上，这样的话，在日常生活中也可以体会到散步的乐趣。

如果能够养成“不坐电梯走楼梯”或者“乘公交时多走一站再上车”的习惯就更好了。到那时，整个人从里到外都会感觉年轻了很多。

Tips

⊙ 每天散步的目标值就是平均走步数——7000步。

送优质寝具 3

睡眠的“质”比“量”更重要

不用说大家也知道，睡眠是一个人健康的根本。随着年龄的增加，人的睡眠时间会变短，不易入睡、睡眠浅等烦恼也会多起来。我们首先应该听听父母在睡眠方面有什么烦恼，再送一些可以提高睡眠质量的寝具，如风评不错的低反弹枕头，还可以请寝具专家帮助挑选适合父母的被褥、枕头等。以这些做礼物，不但可以改善父母的睡眠环境，还体现了子女对父母的一片爱心，父母一定会很高兴的。

良好的睡眠让人保持年轻态

研究发现，睡觉的功效不仅是让身体得到休息，也是大脑和身体再生的一个重要过程，特别是在睡眠中身体会分泌使人年轻的生长激素。当人入睡 30 分钟后，就会进入深层睡眠状态，这期间是生长激素分泌最多的时候，反之浅睡眠时生长激素则很少分泌。生长激素分泌过少会使皮肤出现松弛、褶皱增多等老化现象，也就是说，深层睡眠对保持一个人的年轻态有很大作用。

睡眠和记忆也有很大关系。白天发生的各种事情都会在人睡觉的时候得到整理，并且作为记忆留在大脑中，维持大脑活动不可缺少的神经营养因子也会在这一时段增加。所以，良好的睡眠不仅仅是对身体有好处，对大脑来说更是不可缺少的。

睡眠的注意事项

知道了深层睡眠的效果，寝具也换过了，接下来还有一些睡前注意事项，顺便也和父母说一下吧。

首先，就寝前一个小时之内应该控制饮食。因为消化和分解食物、酒精、饮料等都需要一定的时间，所以在睡前吃东西会增加身体的负担，给睡眠带来不好的影响。同样，睡前 30 分钟之内什么也不要做，想办法尽量放松。如果睡前看电视之类的，就会刺激大脑，容易使大脑处于兴奋状态，很难进入深层睡眠。

良好的睡眠可以延缓衰老，睡觉时整理记忆的过程还能使人更好地记住生活中发生的事情。这些都说明，睡眠的好坏直接影响着我们的生活质量。

还等什么，现在就给父母换上合适的寝具，改善他们的睡眠环境，让他们在身体和精神上都受益吧。

Tips

⊙ 请寝具专家帮助选择合适的寝具。

⊙ 睡前一小时不要进食，尽量放松。

4 带父母去看看牙

平时就要关注牙齿健康

人上了年纪，即使感到牙痛也往往会觉得麻烦而不愿意去医院。和身体其他部位的体检一样，平时坚持对牙齿的健康检查，可以早期发现一些重大的隐患。

龋齿（虫牙）、牙龈炎、牙周病等，即使感觉不到疼痛，病情也会加重。人需要用牙齿咀嚼食物，仅从这一点来看，就知道牙齿对人有多重要了。抽时间陪父母一起去医院看看牙吧！

年龄与牙齿数

日本厚生劳动省一直在提倡"8020"保护牙齿运动。顾名思义，希望人们在活到80岁时还保有20颗牙齿。按照厚生劳动省的统计，实际上到80岁还拥有20颗牙齿的人不足20%。（1993年，日本厚生劳动省）

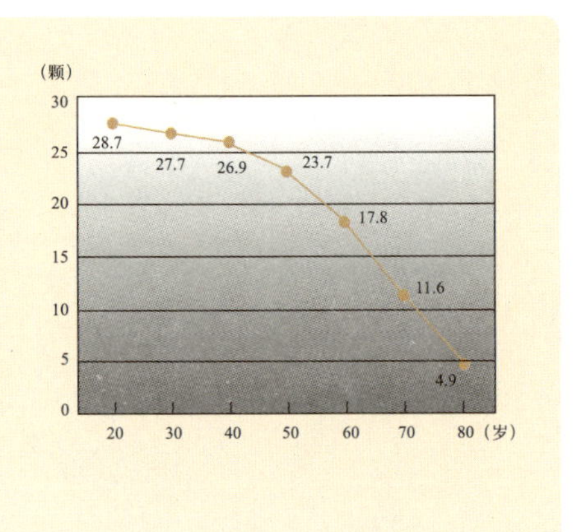

牙周病绝不能搁置不管

感到牙痛之后才去看牙医，主要是治疗龋齿，而平时在牙没有什么感觉的时候也应该去医院检查一下，其目的是预防牙周病。

我们要是注意看电视广告的话，也会从中学到一些东西。比如，有些广告就告诉我们牙周病是分初期牙龈炎和后期牙周炎两个阶段的。初期牙龈炎阶段不拔牙也可以治疗，但进入包括牙槽脓肿在内的牙周炎阶段，很可能就必须要拔牙治疗了。实际上因牙周病拔牙的人要比因龋齿拔牙的人多得多。

牙周病不只局限于口腔内，病菌可以通过牙根进入血液。这些毒素在血管壁上引起炎症，会使动脉硬化恶化而间接引发心肌梗塞和脑梗塞，也会妨碍胰岛素的活动，增加患糖尿病的风险。

说起来牙周病的发病原因是刷牙时没能完全除去牙上的细菌，这些细菌进入到牙齿和牙床之间诱发牙床炎症。如果放任不管的话，即使一下子发展不到心肌梗塞这样的严重程度，也会成为引起口臭的原因之一。

和父母一起检查牙齿

如果父母牙齿不太好，或者戴着假牙吃饭的话，就会经常抱怨："这个太硬，不行"、"这个粘牙，不能吃"……这时，一起吃饭的家人和朋友也会感到不安，就餐时的乐趣自然就会减少很多。如果牙齿一直很好，就一生都能享受用自己的牙齿咀嚼食物的快乐了。

用自己的牙齿嚼食物还有其他一些好处。因为经常吃快餐等软质食品，所以和几十年前相比，现代人的咀嚼次数减少了一半以上，实际上慢慢咀嚼像腌萝卜、胡萝卜这样有咬头的东西，会刺激大脑的"饱腹中枢"，抑制暴饮暴食，预防肥胖。

如果父母刷牙时出现牙龈出血或牙根发痒等症状，应尽快劝他们去医院看一下。重视牙齿健康既可以享受美食，又可以保持身体健康，有百利而无一害。

Tips

⊙ 用自己的牙齿吃饭是长寿的秘诀。

送电动牙刷 5

用电动牙刷给生活添加一点新鲜感

人年龄大了，就变得不太愿意接受新事物了。正因为这样，才需要你积极地去创造能使父母接触到新鲜事物的机会。给老年人每天平淡如常的生活加入一些新鲜的成分，也是让他们青春常在的小秘诀。

在这里，我想给大家推荐电动牙刷。除了定期去牙科医院检查外，保持牙齿健康就要靠每天认真刷牙了。和一般牙刷相比，电动牙刷可以更好地保持口腔清洁。在送给父母电动牙刷的同时，把保护牙齿的重要性也再讲给父母听听吧。

牙齿的健康关系到全身的健康

电动牙刷的好处就是，能把用一般牙刷很难处理干净的口腔深处的牙齿都刷得干干净净。每天刷牙要用正确的方法和足够的时间，这是牙医经常告诫我们的，但对大多数人来讲，每天坚持足够的刷牙时间却是一件很难的事情。另外，对于上了年纪的人，灵活地使用细长的牙刷也变得不是那么轻而易举了，而电动牙刷就可以在技术和时间上起到一定的弥补作用。通过定期检查、使用电动牙刷等方法使口腔保持清洁，还可以抑制容易引发其他疾病的细菌的繁殖。

有研究者曾经把养老院的老人分成两组，一组实施了口腔的专门护理，而另一组没有这样做。经过两年的跟踪调查，发现实施专门口腔护理的老人与对照组相比较，患肺炎的人数、因肺炎致死的人数及发高烧的人数都明显减少。这个结果告诉我们，坚持口腔护理，能够减少引发肺炎的细菌。也就是说，牙齿的健康关系到身体的整体健康。

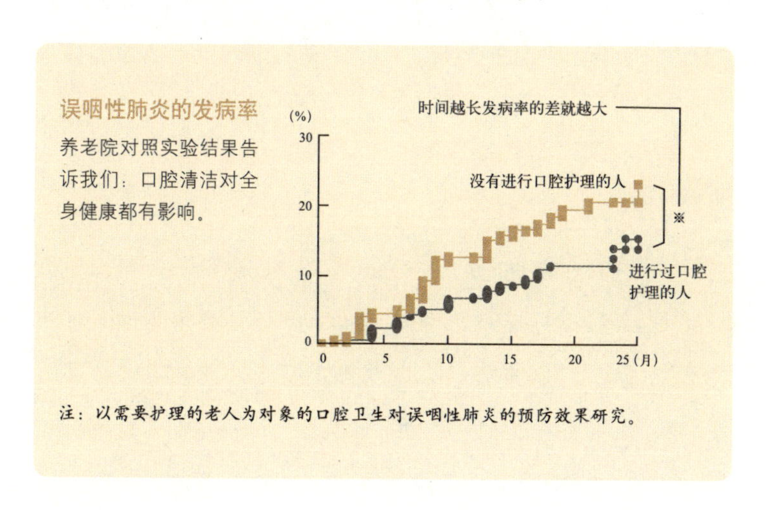

误咽性肺炎的发病率

养老院对照实验结果告诉我们：口腔清洁对全身健康都有影响。

注：以需要护理的老人为对象的口腔卫生对误咽性肺炎的预防效果研究。

● 送性能良好的电动牙刷

电动牙刷中的“声波牙刷”和“超声波牙刷”可以通过高速震动除去用普通牙刷无法去掉的牙垢，不但清洁了口腔的死角部分，同时还使牙齿表面不容易产生牙结石。人口腔中的某些牙齿很不容易刷到，如果放任不管或不痛不痒地随便刷刷，就会从那里引发牙周病、蛀牙等。

就算为了预防肺炎等疾病，是不是也应该送电动牙刷给父母呢？价格从100多元到上千元都有，性能可以说是和价格成正比，尽量送好一点儿的吧！

Tips

⊙ 保持口腔清洁关系到整个身体的健康。

6 和父母一起戒烟

与父母一起尝试戒烟

现在不光是公共汽车站、火车站等公共场所实施禁烟，还有不少宾馆、饭店也都开始禁烟。戒烟是时代的大趋势，和父母一起试着改掉吸烟的习惯吧。

戒烟时应该了解如何减缓因戒烟而产生的烦躁情绪，在特别想吸烟的时候可以去药店买些尼古丁口香糖或尼古丁贴片（**一种贴在皮肤上的戒烟药——译者注**）。这些东西在几年前就开始卖了，最近又有了帮助戒烟的口服药。据说这种药的戒烟成功率很高，不过戒烟药只能由专门的医生开。在医生的指导下和父母一起戒烟，还可以互相激励，一起保持身体健康。

最重要的是创造远离香烟的环境

也许在这里没有必要再说明吸烟对人的危害了，但还是要提醒大家，吸烟不仅仅是引发大多数癌症的危险因素，同时也有诱发心肌梗塞、脑梗塞、脑溢血、老年痴呆症等疾病的风险。与此同时，吸烟还可能使肺泡壁变硬而无法吸进足够的氧气，逐渐形成慢性阻塞性肺疾病。

另外，吸烟已经不仅仅是吸烟者本人的问题了，香烟的烟雾也会给家人和周围的人带来很大的危害。许多人虽然明白这些道理，可还是很难把烟戒掉，原因之一就是戒烟者所处的环境。好不容易下决心戒烟了，可是如果总被人家劝烟或者经常可以看到别人吸烟，自己也就慢慢开始管不住自己了。特别是家里有人吸烟的话，那想戒烟就更是难上加难了。

所以，戒烟成功的关键是和父母一起戒烟。戒烟成功了，患上前面所说的各种疾病的危险性就会降低。再说，如果两代人都吸烟，用来买烟的钱也不是一笔小数目啊！把烟戒掉，这笔钱就可以用在自己的兴趣和爱好上，使生活变得更快乐。

如果父母在戒烟前连走坡路和上楼梯都感到呼吸困难，那么戒烟后就会感到身体变轻松了，出门也不再是一件痛苦的事。

和父母一起重返健康生活

戒烟成功的另一个关键是要把能够让人联想到烟的一切

东西——香烟、烟灰缸、打火机、火柴等全都清走。与此同时，使用戒烟口香糖和贴片，或者去医院的戒烟门诊开些戒烟药吃。

和父母一起戒烟，互相激励、互相提醒，无烟生活就一定会到来的。

烟戒了以后，再也不用担心睡前的烟头会引起火灾；家里没有烟味，心情也舒畅了。最重要的是，和父母一起体验到的成功感，加深了家人之间的感情。

Tips

⊙ 家人一起戒烟，互相激励，共同努力。

⊙ 把能够让人联想到烟的东西从家里通通清除。

带父母去做PET检查

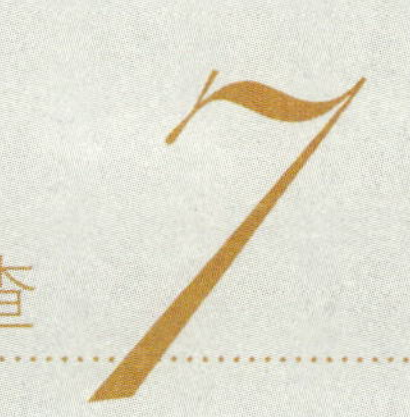

带父母去做最新的癌症PET检查

父母上了年纪后，最担心的就是患上癌症。现在，癌症的发病率越来越高，但说到癌症检查，老人们又觉得非常麻烦，很少有人能主动去做。那么，就请你帮助父母处理有关癌症检查的事宜吧。

在各种检查方法中，PET检查（Positron Emission Tomography，正电子发射断层扫描法——译者注）不但没有痛感，还可以发现一般的检查方法查不出的癌症。在父母的某一个纪念日，把PET检查作为礼物送给他们不是很好吗？

轻松且无痛感的检查

PET检查的特点是，人只需要躺在检测台上，什么也不用做就能接受全身检查。人上了年纪，行动就没有那么灵活了，连大肠纤维镜和内视镜等检查也会让他们感到痛苦。除此之外，癌症检查又累人价格又昂贵，这种先入为主的看法也使许多老人不愿意去做检查。而PET检查只需注射一种起造影作用的药物就可以了，并且能够查出用以前的检查方法很难在早期发现的身体后侧的病变和淋巴癌等。

在我看过的病人中，有一位总是发烧的患者不管怎么检查都找不到原因，后来通过PET检查，发现是得了肺癌。

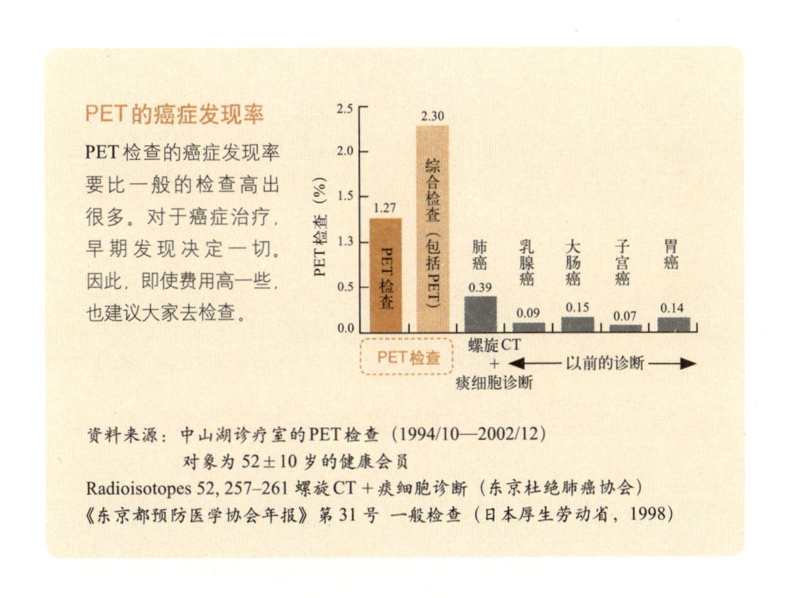

PET的癌症发现率

PET检查的癌症发现率要比一般的检查高出很多。对于癌症治疗，早期发现决定一切。因此，即使费用高一些，也建议大家去检查。

资料来源：中山湖诊疗室的PET检查（1994/10—2002/12）
对象为52±10岁的健康会员
Radioisotopes 52, 257–261 螺旋CT＋痰细胞诊断（东京杜绝肺癌协会）
《东京都预防医学协会年报》第31号 一般检查（日本厚生劳动省，1998）

癌症存活期长短关键在于早期发现

治疗癌症最重要的是早期发现。如果癌症能够早期发现的话，即便做手术也不会给身体带来太大的负担。对于体力和免疫力都低下的老年人来说，能否早期发现癌症是存活期长短的关键。

应该注意的一点是，PET检查并不能检测出所有的癌症。比如，因为检查药物会以尿的形式排出体外，所以肾脏和膀胱的癌症就很难查出来。也就是说，在PET检查的同时，还应该建议父母进行CT、血液、超声波等检查。

Tips

⊙ 一般检查发现不了的癌症，PET检查能够早期发现。

⊙ PET检查给身体带来的痛苦和负担都很小。

8 每年做两次血液检查

每年一次血液检查并不保险

每年体检时做一次血液检查，可以及时发现高血压、糖尿病、高血脂等生活习惯病及其引发的各种疾病，但却很难防范恶化速度极快的癌症。为了尽早发现病情，同时也为了实现预防的目的，让父母在一般体检之外，每半年再做一次血液检查比较好。

固定一位主治医，便于今后就诊

一次抽血可以检查十几个项目，根据这些数值可以做出对糖尿病、脑梗塞、脑溢血、心肌梗塞等疾病的预防方案，所以，这是一项非常重要的检查。除了通过检查掌握自己的健康状况外，更重要的是由此和医生进行定期接触，以使我们能逐步确定一位固定就诊的主治医。

身体一直健康且很少去医院的人，一旦有了病才去找合适的医生，不太可能马上就找得到，也许要花费很多时间，甚至延误病情。如果有位固定的医生，能半年为我们做一次检查并分析结果的话，那么以后有什么不舒服，就可以毫无顾虑地去问他了。而且当遇到大病时，这位医生也可以马上帮我们介绍专门的医院。特别是对于那些十分健康的老年人来说，也只有这个机会能使他们和医生接触。

认识一个了解自己身体状况的医生会让人很安心，这对老年人是很重要的。

和父母一起跟主治医分析检查结果

父母在做检查时身边有子女陪伴，后面的一些事情处理起来会很方便。也就是说，子女要是与父母的主治医很熟，必要的时候也比较好沟通和商量。

检查结果出来后和父母一起分析，或者和主治医一起讨论，这些都可以让我们随时了解父母的身体状况，有紧急情况时也不会心慌。例如，万一父母脑血栓发作，可以马上联系主治医，在三个小时内使用溶栓药物，一般不会留下多少后遗症。仅从这一点来看，平时也要多与主治医联系。

为了早期发现各种疾病，每年让父母进行两次血液检查是十分必要的。另外，平时要注意多与自己的主治医沟通，这样他们才能在紧急时刻帮上忙。

Tips

- ⊙ 血液检查可以早期发现各种疾病。
- ⊙ 通过定期检查可以认识能固定就诊的主治医。

9 送高性能吸尘器

用气旋式吸尘器清洁房间的空气

人上了年纪以后，容易因为感冒诱发哮喘性支气管炎，应该注意不要让感冒加重。

让人想不到的是，一般家庭用的吸尘器就能帮我们打造一个减少疾病的清洁环境。打扫卫生时一定要注意除去房间里的跳蚤和灰尘，最好选择能够强力吸除细小灰尘和跳蚤的气旋式吸尘器。气旋式吸尘器在价格上比一般的吸尘器要贵些，但其特点是吸力大。买一台送给父母，单调的打扫也会变得有趣，家中自然也会变得更清洁了。

肺部的健康状态影响着父母的生活

随着人年龄的增长，支气管黏膜的机能逐渐衰退，把外部进来的灰尘用痰的形式排出体外的能力也下降了，其结果就是使人容易得肺炎和哮喘等疾病。要提醒父母，只要把家里的灰尘和跳蚤彻底清除掉，就可以防止这些疾病的发生。这就需要气旋式吸尘器登场了。

所谓的气旋式吸尘器，就是通过离心力分离灰尘，同时让干净的空气排出吸尘器。和以前的纸袋式吸尘器不同，气旋式吸尘器不需要纸袋来积灰，因此在用气旋式吸尘器清扫的时候，不会污染空气。这对于心肺功能逐渐低下的老年人来说，也起到了保护肺部的作用，可以说是一举两得。肺部功能健全，老人呼吸时就不会感到痛苦，自然会更愿意走出家门享受散步的乐趣了。

综上所述，对肺部进行健康管理，不单单能预防肺炎和哮喘，从改善整体生活质量这点来看，提醒父母重视肺部健康管理也是极其必要的。

使用空气清洁器，更好地改善环境

和气旋式吸尘器一起送给父母的还有一样东西，那就是空气清洁器，二者一起使用，会使家里的空气更加清新。初春常见的花粉症会让老年人很难受，彻底地打扫室内、清洁空气，能明显地减轻症状。

也许你会想：“难道就这么简单？”是的，就是这些小事，才是让父母长寿的真正秘诀。为了父母的健康，即使买些稍微贵点儿的东西也是值得的。

Tips

⊙ 使用气旋式吸尘器和空气清洁器，清除引发肺部疾病的灰尘和跳蚤。

送血压计 10

血压是老年人健康的晴雨表

血压值是判断身体健康状况的重要指标之一。你知道父母的血压吗？是不是只知道自己的血压而不知道父母的呢？

对于老年人来说，血压高容易得脑溢血、心肌梗塞等疾病，提醒父母时刻关注自己的血压状况是十分必要的。如果父母已经在使用降压药的话，也要坚持测量血压，以便于观察药物降压的效果。当然，现在的家庭用血压计已不是以前那种粗笨的手动式的了，大多数都是数码的，按个按钮就可以测量，老年人也很容易学会操作。所以，应该考虑送给父母一个家庭用数码血压计。在手腕处测量的血压计会有误差，还是那种在胳膊上测量的机型比较好。

高血压也能成为使人卧床不起的元凶

所谓的血压，就是从心脏流出来的血液对血管壁产生的压力。这个数值如果持续高于基准值时，就称为高血压。血压过高会增大血管壁的负担，导致动脉硬化，引发心肌梗塞或脑溢血。不仅如此，最近的研究还发现，高血压患者容易患上老年痴呆症。

这些疾病都可能使人瘫痪在床，所以，父母能否很好地控制和管理自己的血压就变得十分重要了。但是，人们往往对血压的高低没有身体上的反应。即使在我们感到头疼时去测量，血压值也不一定会增高，这也正是管理血压时的一个难点。在日常生活中，自觉坚持测量血压，这才是健康管理首先应该做到的。

了解父母的血压十分重要

现在居家血压的标准是高压 135mmHg，低压 85mmHg。通过血压计每天确认血压的变化，这个过程本身就会使人更加关注自身的健康，从而让人们注意控制饮食和盐分的摄取，正在使用降压药的人也不会忘记吃药。

如果父母每天测量血压，子女一定要看一下日常测量结果，以便掌握父母的健康情况。协助父母，为他们管理好自己的健康创造条件，这才是最好的孝行。

Tips

- 随时掌握自己的血压状况。
- 坚持测量血压，子女协助参与健康管理。

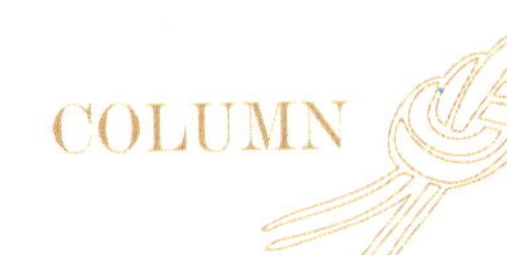

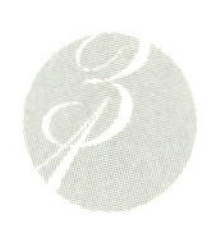

和父亲一起戒烟

前一阵子，我们夫妻俩终于有了盼望已久的孩子。妻子对我说："你要当爸爸了，以后在家就不要吸烟了！"一开始我想只要在家不吸就可以了，可是再想想孩子生下来以后的事情，决定借这个机会戒烟，同时还打算把"烟鬼"父亲也拉进来。

告知父母这一喜讯时，我对父亲说："爸，我要戒烟了。难得的机会，爸也一起戒吧！要不然孙子生下后会说'爷爷，烟味好臭啊'，会被孙子讨厌的。"一直反对父亲过量吸烟的母亲非常赞成。

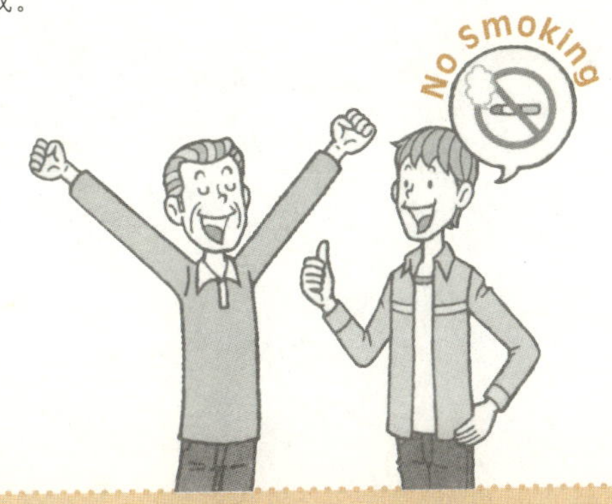

COLUMN

于是，借着孙子要出生的缘由，在大家的劝说下，父亲终于答应戒烟了。

从那以后，我和父亲的身体都很健康，吃饭也觉得香了，高血压的父亲连血压也降了下来。父亲的身体状况越来越好，甚至迫不及待地谈论起将来和孙子一起打棒球的事情。

30岁 · 男性

第二章

美味让父母变得更年轻

反正也要吃饭，

那就应该吃些美味的、对身体有好处的东西。

我将告诉大家一边享受美食，一边让父母变得年轻的秘诀。

11 送应季的新鲜食品

吃应季食品最健康

现在，通过超市和网上购物，一年四季都能买到各种食品。但就在十几年前，还是春天吃小白菜、香椿、草莓；夏天吃西红柿、黄瓜、西瓜；秋天吃菠菜、扁豆、葡萄；冬天吃萝卜、大白菜、柿子……也就是说，到哪个季节吃哪些东西是顺理成章的。实际上，应季的蔬菜、水果和肉类的营养价值也是一年中最高的。养成吃应季食品的习惯对我们的健康非常有利。

何不给父母送些应季食品呢？送的不仅仅是美味，更是自然的健康食品。

季节不同食物的营养价值也不同

根据季节不同食物的营养价值有多大变化呢？以西红柿为例，它含有丰富的维生素C，还有能在人体内转化为维生素A的胡萝卜素，因为西红柿是夏季的蔬菜，所以在夏季时营养价值最高，在冬季时其维生素C和胡萝卜素含量则最低，相差近两倍左右。调查研究表明，就菠菜的维生素C含量来看，营养价值最高的月份比最低的月份要高5倍。

当然鱼也是分季节的。鲣鱼一年之中有两个旺季，其中秋季鲣鱼的脂肪含量比春季的要高4~5倍。人在秋天时为了迎接冬天积蓄体力，这时吃脂肪丰富的秋季鲣鱼就是一种较为合理的饮食习惯。

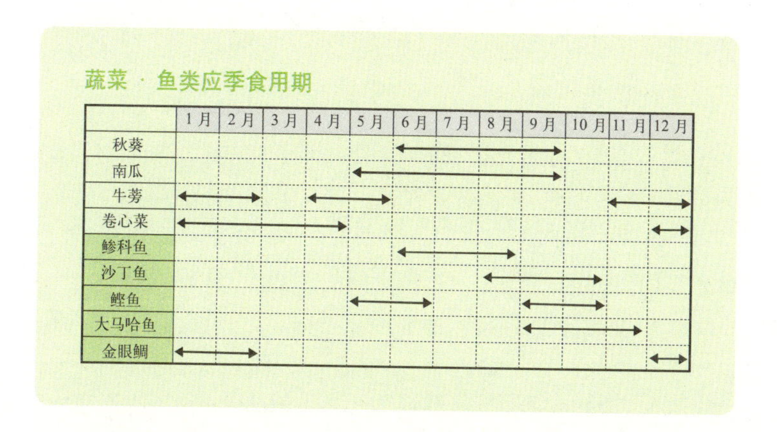

蔬菜 · 鱼类应季食用期

传统的饮食习惯是保持健康的诀窍

蔬菜中含有丰富的被称为“抗氧化物质”的维生素C和维生素E。这种抗氧化物质可以抑制“活性氧分子”的活动。

“活性氧分子”给人体的细胞、组织造成伤害，是导致衰老的原因之一。应季食品中所含的抗氧化物质也是最高的，我们应该向父母说明应季食品对预防老年痴呆症、肠癌、心肌梗塞等疾病的作用。

人的身体也会随着季节的变化而变化，按照这个规律吃些应季食品是符合自然规律的。一边感受季节变化，一边品尝能够防止衰老、预防疾病的应季食品，这是古人长期传下来的生活智慧。

经常送些应季食品，也是向父母表达对他们健康的祝愿。

Tips

- 蔬菜也好，肉类也好，都是应季的营养价值最高。
- 应季食品可以预防衰老。

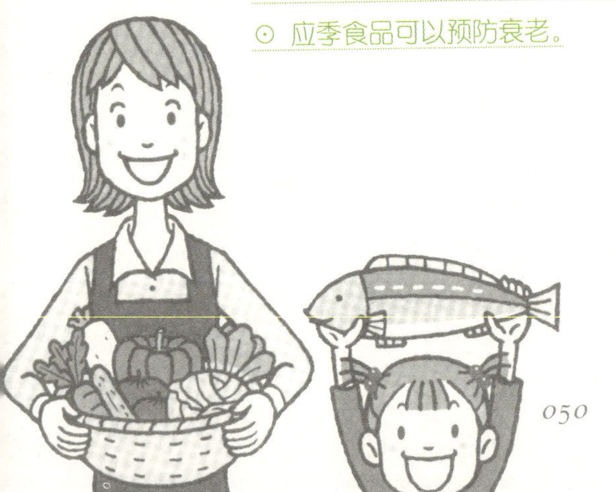

定期送好喝的水 12

补充水分很重要

人年纪越大越需要保持体内的水分，这不仅限于炎热的夏天。随着年龄的增长，人体内的水分会逐渐减少，但即使身体已经到了缺水状态，很多老年人也都意识不到。这就需要周围的人能够为老年人创造一个容易补充水分的环境，最简单有效的做法就是定期给父母送饮用水。

现在，在家附近的超市、便利店或通过网购等都可以买到各种各样的饮用水，正因为如此，反而会使我们忽略了水的宝贵，以及时刻补充水分的重要性。通过给父母送水，提醒父母不要忘记随时补充水分，对父母保持身体健康很重要。

脱水症会导致意想不到的严重后果

脱水症的危险性随着年纪的增长而逐渐增高，不光是在炎热的天气下，即使是在室内也有可能出现脱水症。

引发脱水症的原因有很多，比如，即使身体已经到了脱水状态，大脑也不发出补充水分的命令；身体的调节机能下降；不想总去厕所而控制饮水等。如果脱水症状加剧的话，人就会越来越没精神、动作越来越慢、持续低烧、尿量减少，到最后意识模糊，有时还会引起其他并发症，严重者甚至导致死亡。即使达不到上述的严重程度，身体内水分的减少也会使血液变稠，导致脑梗塞等后果。

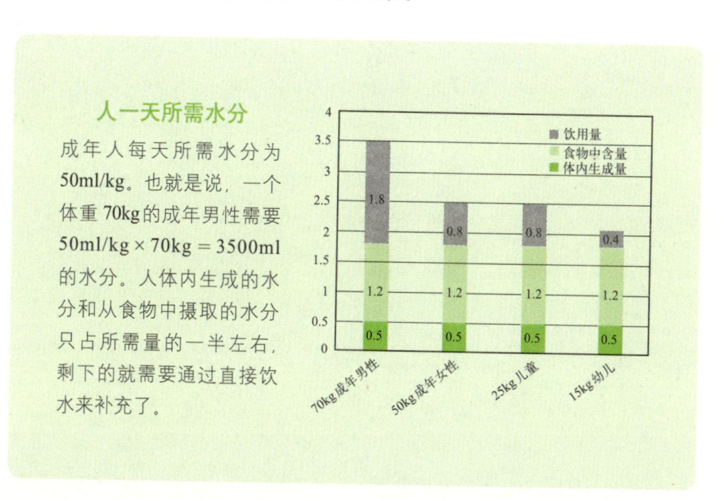

人一天所需水分

成年人每天所需水分为50ml/kg。也就是说，一个体重70kg的成年男性需要 $50ml/kg \times 70kg = 3500ml$ 的水分。人体内生成的水分和从食物中摄取的水分只占所需量的一半左右，剩下的就需要通过直接饮水来补充了。

建议父母在睡前喝杯水

在定期给父母送水的同时，还需要为父母创造一些条件，帮助他们能够随时补充水分。

要是事先设定每天大致的饮水量，父母就能清楚地了解自己是否该补充水分了。比如所送的是1.5升装的饮用水，那么父母很容易知道每天喝了多少水，还需要喝多少水。

夜间睡觉时，我们的身体也是需要水分的，但因为怕起夜，睡前不喝水的老年人比较多。哪怕是一杯水也好，睡前还是应该喝些水的。睡觉时人体内的水分会逐渐减少，睡前喝水对预防夜间失水是很重要的，所以一定要劝说父母做到。

再次提醒大家，经常摄取水分是极其重要的。定期给父母送水，还可以使父母意识到饮水的重要性。

Tips

- ⊙ 掌握一天所需水分，适当地补充。
- ⊙ 睡前喝杯水可以保持健康。

13 陪父母去高档饭店用餐

让父母穿上正装，在高档饭店用餐

父母退休以后就很少有机会穿正装外出了，平时大多穿着休闲服装，生活中缺少紧张感。这种缺少紧张感的状态会使大脑得不到刺激。尤其是男性，很容易满足于现状，即使每天在家吃一样的饭菜也不会腻烦，正因为如此，做些和平时不同的事会使大脑接受新鲜的刺激。偶尔陪父母一起去高档饭店用餐，还可以借这个机会让他们好好打扮一下。

尽情地享受高档菜肴

人上了年纪之后，不用说三天前，就是一天前吃的是什么可能都记不得了，但如果是在高档饭店吃过的菜肴就会记得很清楚。导致这两种不同结果的原因就在于，是否有足够的感观刺激。

比如说，在小店吃碗五块钱的面，大多数人都不太会认真地品尝它的味道吧，但如果吃的是每人上千元的高级套餐，就会一边仔细品尝一边猜想："这道菜用的是什么材料？怎么做的？”特意打扮了半天才出门，又花了这么多钱，那么不只是饭菜的味道，还有餐厅的气氛、服务员的态度等都会让我们努力去观察。

这时就不单是简单的吃饭了。“这个真好吃！”“那个是什么？”每一次思考都是对大脑的一种刺激，这些刺激是让人留下记忆的主要原因。

人在交感神经的主导作用下会处于紧张状态，在副交感神经的主导作用下会处于放松状态。我们每天的正常生活，正是这两个神经系统相互调节的结果。过分的紧张和兴奋固然对身体不是好事，但是大脑缺少新鲜的刺激，也是不合适的。

适当的刺激是保持年轻的秘诀

当人年岁大了以后，各方面身体机能都有所下降。就肌肉量来说，八十几岁的人要比三十几岁的人减少了30%左右。上了年纪的人之所以看起来很老且没有生气，很多都是因为生活中没有目标、没有紧张感造成的。长时间这样生活，必然会导致肌肉的减少和松弛。偶尔穿穿已经不大习惯了的西装，制造一下紧张气氛，姿态也就自然地挺拔了，看起来也显得精神抖擞。

在高档饭店优雅的气氛下，边品尝美味边聊天，味觉、嗅觉、视觉等五感都被调动起来。这时对大脑的刺激也比平常要大得多，这种适当的刺激对父母保持年轻是十分必要的。

Tips

⊙ 适当的紧张感是对大脑的一种刺激，是保持年轻的关键。

送红葡萄酒 14

一杯红酒可以使健康常在

在考虑父母健康的时候，自然会想到饮酒问题。实际上，适量地饮酒可以防止动脉硬化和保持胰岛素的分泌量。当然，饮酒过度是不可取的。如果从健康的角度考虑，红葡萄酒应该是最好的选择，它含有大量的多酚，对预防癌症和衰老有很大作用。

给父母送红葡萄酒时不用买那种特别贵的，几十块钱的红葡萄酒中也含有多酚。试着给父母送红葡萄酒吧，用精美的高脚杯和父母碰杯共饮，一起享受晚餐中的佳肴，这不是一件很惬意的事吗？

多酚可以给人带来健康

听说过"法式矛盾"这个词吗？这是指经常喝红葡萄酒的法国人，脂肪的摄取量也大，但因动脉硬化而导致心脏疾病的却很少。解开这个谜底的钥匙，是红葡萄酒中含有的多酚。多酚具有抗氧化作用，可以抑制影响细胞和遗传因子的过氧化物的活动，因而起到延缓衰老，防止动脉硬化、癌症等疾病的作用。

葡萄中含有多酚最多的地方是葡萄籽，占整体的65%~70%，果皮中占25%~35%，果肉中不到5%。制造红葡萄酒时，葡萄籽、葡萄皮和葡萄肉都要用，所以，多酚的含量比白葡萄酒中多10倍左右。多酚含量多的葡萄品种有法国的“梅洛”、“赤霞珠”、“品丽珠”，还有意大利产的“内比奥罗”等。

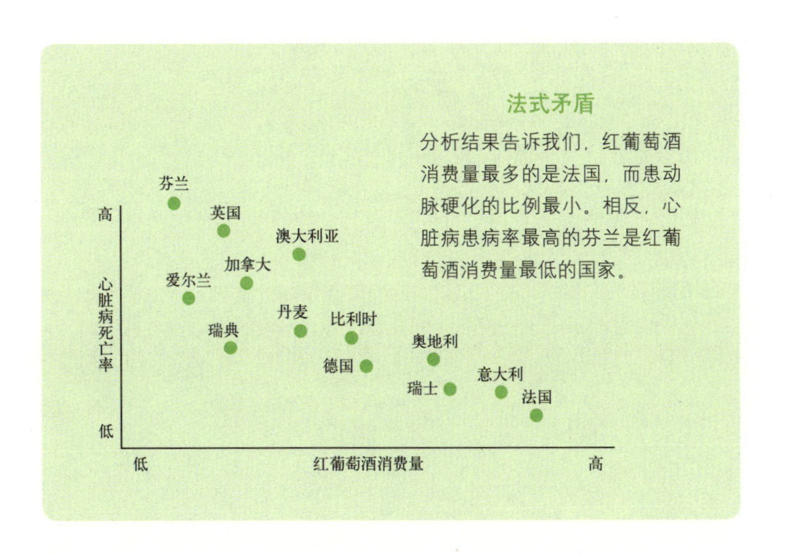

法式矛盾

分析结果告诉我们，红葡萄酒消费量最多的是法国，而患动脉硬化的比例最小。相反，心脏病患病率最高的芬兰是红葡萄酒消费量最低的国家。

多巴胺能防止衰老

如前所述，因为多酚能够抑制动脉硬化，让父母坚持适量地饮用红葡萄酒，可以降低患心肌梗塞的风险。喝红葡萄酒还可以使尿酸值降低，同时又预防了痛风。除此之外，在饮用红葡萄酒的时候，脑中会产生大量的多巴胺——一种能给人带来快乐和幸福感的神经传导物质，使人心情变好，延缓衰老。另有研究表明，经常饮用葡萄酒的人比不喝葡萄酒的人患老年痴呆症的可能性少一半左右。

当然，也要注意没有必要非让不喝酒的人喝酒。在送给父母红葡萄酒的同时，也要提醒他们不能多喝。

Tips

⊙ 含有多酚的红葡萄酒是预防心肌梗塞和痛风的万能酒。

15 送咖啡机

咖啡的香味能刺激大脑

对于父母那个年代的人来说，所谓的咖啡一般都是在咖啡店里喝的，要么就是喝速溶咖啡，但如今在家里就可以轻松地品尝到真正美味的咖啡了。为了让父母也能享受刚磨好的咖啡的芳香，送给他们一台意式咖啡机怎么样？和磨好的咖啡豆成套卖的那种简单机型，老年人也很容易操作。父母只要记住咖啡机的操作程序，就可以尝到香醇的咖啡，既放松了情绪又刺激了大脑。

咖啡因的功效令人吃惊

咖啡的成分当中最主要的是咖啡因。咖啡因有多种功能，其中最受青睐的要数燃烧脂肪的作用了。在咖啡因的刺激下，分解脂肪的酶会变得十分活跃，被分解后的脂肪又能促进血液循环，加快新陈代谢。特别是在运动前补充咖啡因，可以加强燃烧脂肪的效果。除此之外，咖啡的香味还有缓解压力的功效，刚沏好的咖啡的芳香可以使大脑放松。

咖啡和癌症之间的关系也正在成为一个研究课题。比如，日本厚生劳动省的研究小组为了研究咖啡和肝癌的关系，进行了 9 万人的大规模调查。2005 年发表的调查结果显示，每天喝 5 杯以上咖啡的人比几乎不喝的人肝癌发病率要低 1/4。从调查结果中还可以看出，每天坚持喝 3~5 杯咖啡，患老年痴呆症的危险性也比较低。

关于咖啡与癌症、老年痴呆症的关系虽然还有许多未解之谜，但是，咖啡中所含有的咖啡因和多酚无疑都对健康起了很大的作用。

坚持每天制作咖啡可以增加大脑的灵活性

有研究表明，咖啡可以提高计算能力、短期记忆力和言语记忆能力。但是，如果一直饮用咖啡的话，身体和大脑都会产生一定的“适应性”，所以，这种提升效果会持续多久至今还没有明确的答案。

另外，每天早晨坚持按程序使用咖啡机做咖啡，这对大脑来说是有益处的。即使父母可能会觉得麻烦，也要鼓励他们坚持。按照一定的步骤和程序制作咖啡，会在大脑中形成新的回路，增加大脑的灵活性。

Tips

⊙ 用刚沏好的咖啡来减缓压力，促进脂肪燃烧。

16 送木糖醇口香糖

嚼口香糖有利于健康

嚼口香糖是保持身体健康的一个好方法。但是，对于大多数老年人来说，嚼口香糖也许还不太习惯，或者被认为不合礼仪。口香糖，特别是木糖醇口香糖，可以预防龋齿的发生和进一步恶化。咀嚼还可以刺激大脑，保持大脑的灵活性等，功效甚多。

那么，我们就送给父母一些木糖醇含量为100%的口香糖吧。

唾液具有多种功效

木糖醇是从白桦树、橡树等植物中提炼出的天然甜味料，使用它可以防止腐蚀牙齿表面的酸的形成，从而抑制龋齿的发生。咀嚼口香糖还可以刺激牙根，使牙齿变得更结实。在咀嚼口香糖时还会分泌唾液和一种有抗菌作用的酶，因而进一步增强了对龋齿和牙周病的预防效果。

唾液中所含的过氧化物酶有抗氧化作用，对癌症、心肌梗塞、脑梗塞、脑溢血和糖尿病等各种生活习惯病都有预防作用。另外，研究结果还告诉我们，导致老年痴呆症的是一种叫做“β淀粉样蛋白”的蛋白质，咀嚼运动较少的人，体内这种蛋白质的含量相对较高。也就是说，经常咀嚼的人不容易得老年痴呆症。

嚼口香糖可以使心情放松

多提醒父母在吃东西时要好好咀嚼，保持牙齿的健康必然会让父母生活得更加幸福。牙齿保护得好，父母就会说“想吃这个”、“想吃那个”，对于各种食物会慢慢地变得热心起来。而且，自己用牙齿细细地咀嚼东西，会增加大脑的血流量，使大脑保持灵活。咀嚼运动本身还会促进5-羟色胺的分泌，给人带来精神上的安宁。

总之，坚持吃口香糖会使人身心健康，向父母好好推荐一下木糖醇口香糖吧。

Tips

- ⊙ 好好地咀嚼可以预防龋齿、生活习惯病和老年痴呆症。
- ⊙ 用牙齿认真咀嚼有利于保持大脑的灵活性。

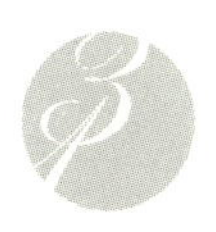

全家一起去饭店

去年，母亲迎来了78岁的生日，一高兴，决定在高档饭店里举办生日宴会。刚开始时，父母两人都有些紧张，父亲的脊背都绷紧了。但随着宴会的进行，父亲关于菜肴、葡萄酒方面的知识就显现出来，大家都惊异于父亲的见识广博。

喝得舌头有些打卷的父亲自己说出了原因，原来父亲在饭店工作过，并且也是那时和母亲相识的。原本是想当厨师的，但因为家

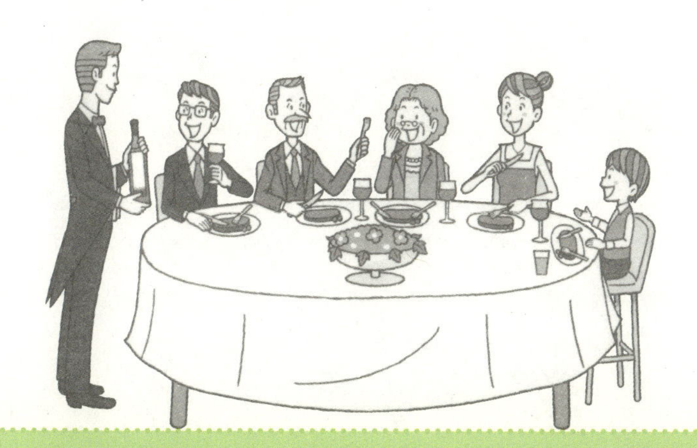

COLUMN

里的原因还是做了公司职员……生日宴会在父亲的回忆带来的高潮中结束了。

回去的时候，我想叫出租车，可是父亲说：“不用了，我和你妈慢慢走回去。”父母相依偎的背影至今仍深深地印在我的脑海中。

40岁 · 男性

第三章

「有奔头」是父母长寿的秘诀

为了让父母健康长寿，

帮助父母创造一个轻松的生活环境，

树立生活的目标，让他们无忧无虑地度过每一天！

17 让父母负责照顾孙子

让父母参与孙子的培养

大多数动物都会在生育和抚养完后代后就死去，可是对于人类来说，还有漫长的余生在等着我们。人过了生殖期还可以存活的理由至今不明，但其中的一种说法是为了照顾下一代。

也就是说，人之所以长寿是因为他们除了繁衍下一代之外，还有把语言、文化等诸多知识也传给后代的义务。

除了这种文化的传承，像孙子的学费什么的，也可以试着向父母求助。对祖父母来说，照顾孙子能让他们感到自己余生的价值，这也可以成为他们的一个生活目标。

其实，有意识地创造一种氛围，能够让父母积极参与到下一代的抚育之中，这也是一种孝顺的方式，是令父母长寿的一种方法。

重要的是帮助父母树立生活目标

对于步入老龄的父母来说，最在意的，也许是自身的存在意义。在退休前，可以通过升职和加薪等方式得到周围人的肯定和认可，使他们感受到人生的意义。可是到退休以后，渐渐远离了社会的评价，失落感增强了。如果让他们参与孙子的培养，可以使他们重新找到人生的意义。

从孙子的角度来看，他会认为："爷爷、奶奶一直在抚养我，我一定不辜负他们的期望。"就这样，孙子和爷爷奶奶之间会形成一种情感上的纽带，这恰恰也是现代社会中逐渐被淡化的东西。

如果让父母感觉到自己还有用武之地，就有了一个目标，也会更加积极地正视生活。

不要总认为依靠父母不是一件好事，有些事情也可以试着和父母商量一下。

通过孙子建立起来的纽带

老年人一旦得病，身体和精神都会变弱，容易抑郁，失去活下去的勇气。但如果老年人抱着一定要看到孙子长大成人的愿望，即使生了病也会努力治疗。

和父母齐心协力地养育孩子，也会增加相互间的联系，加深三代人之间的感情。

Tips

⊙ 让父母参与对孙子的培养，并把它当做生活的目标。

送热带鱼 18

养鱼能使人心情变好

人上了年纪，身体变得不太灵活，有时会连散步都懒得出去了。如果一直待在家里，就很少有机会看到那些能动的、活着的东西。也许你的父母现在正不知所措地面对着寂寞，那是在他们年轻时绝对体验不到的感受。这时能起到安慰作用的是各种小生物。

在这里，想给大家推荐的是比较容易饲养的热带鱼。在家居超市等地方可以买到连鱼在内的一套喂养装置。看着儿女们送来的闪闪发光、五颜六色的热带鱼，黯然的父母也一定会快乐起来的。

鱼的生命力能给人带来感动

如果只是想看着高兴，欣赏欣赏，那么其实盆栽就足够了。但是，看会动的生物跟观赏花草的意义有很大的不同。观察在鱼缸这个小世界里努力生活着的鱼儿们，会为它们的生命力而感动，情不自禁地从内心涌现出要好好生活的愿望，心中自然得到了安宁。

这种感叹生命、调节情绪的过程可以增加使身体放松的5-羟色胺的分泌，让人更加积极乐观、情绪安定。人的乐观情绪还可以减少患老年痴呆症的风险。

总之，像热带鱼这样小小的生物给老年人所带来的调节情绪的效果是超出想象的。

经常给父母一些养鱼方面的知识和建议

对猫和狗这样的动物，得像照顾小孩一样地精心喂养，年龄越大越会感到吃力。从这点上看，热带鱼平时只需要喂喂鱼食，不需要做过多的额外工作。

开始养鱼时，用小鱼缸养几条小鱼就够了。当父母习惯了以后，可以逐渐增加鱼的种类，同时要注意水温和鱼食等方面的细节。做子女的有时间要多听听父母的想法和愿望，给他们提一些建议，或者帮他们从网上找一些关于养鱼的资料。

Tips

- ⊙ 感叹生命力可以促进5-羟色胺的分泌，使身体放松。
- ⊙ 乐观积极的生活方式和安定的情绪能预防老年痴呆症。

送相声CD 19

笑是使人长寿的良药

猴子是人类的近亲，像人一样，猴子也可以表达愤怒和悲伤的情感，但是它们不会笑，只有人类在极其发达的大脑额叶的作用下才会笑。

许多研究结果告诉我们，笑会给身体带来很多积极的影响，比如，笑可以消除压力，提高免疫力。但当人上了年纪以后，遇到的人少了，笑的机会也越来越少。如果你做不到每周看望一次父母的话，不妨给父母送些相声CD。

听相声可以一举两得

也许很多人都认为，笑的好处是可以使身体放松。但实际上，人在笑的时候身体是处于紧张状态的，也就是说，由于交感神经受到刺激，进而使身体进入紧张状态；相反，笑过之后，副交感神经便会处于主导地位，也就是大家所知道的放松状态，这种由紧张到松弛的落差给人以缓解压力的作用。只是什么也不做并不等于放松，先使其体验紧张，然后再使其放松，这个由紧张到松弛的过程，才会使人体验到很强的放松感。

笑能使人忘记烦恼，调节郁闷的心情，并且能够让人振作精神，积极地面对人生。甚至还有研究结果表明，只是在脸上做出笑容就能起到提高免疫力的效果。

在众多的曲艺节目中，最想推荐给大家的是单口相声。单口相声是由一位说书人表演，有引人入胜的情节和引人发笑的“包袱”。特别是在听CD时，每个登场人物的造型、背景等只能通过说书人的语调来区别和想象。因此，人们一边听，一边在大脑中组织和想象书中的场景及故事情节，这一系列的过程会使处理事物形象化、立体化的大脑顶叶皮质得到刺激。所以说，听相声既能达到娱乐的目的，又能锻炼大脑。

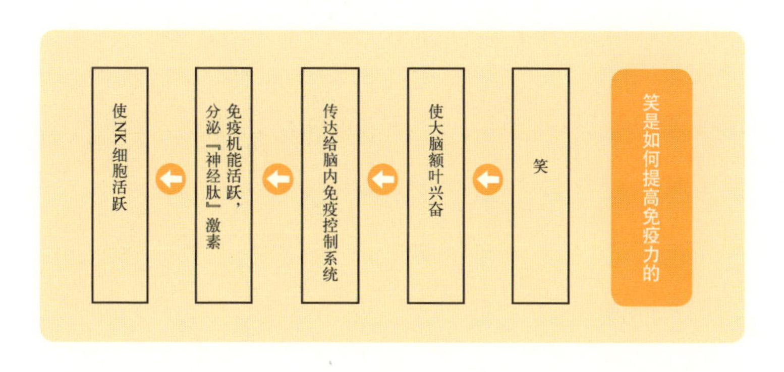

● 笑还可以抵御癌细胞

笑可以使与免疫力有关的NK细胞（自然杀伤细胞）变得活跃。实际上，健康人的体内每天也都会产生癌细胞，这么说任何人都要得癌吗？当然不是。其中一个重要原因就是笑可以激活NK细胞，抑制癌细胞的增殖。

笑对癌症的预防效果是令人期待的。另外，笑还可以减轻压力、降低血压，对于血压高的人来说有很好的降压效果。

Tips

⊙ 笑可以提高免疫力，预防癌症。

20 送香草植物

香草植物可以使生活变得优雅

现在，在年轻人当中很流行芳香疗法，其实这对老年人也同样有效。香草植物的芳香不仅使人心旷神怡，还可以让人有优雅、奢侈的感觉。与香草植物有关的商品有许多，如植物精油、烟熏、蜡烛等，送给父母香草浴巾、香草洗发液之类洗澡时可以用上的东西不是很好吗？

香味和记忆有着紧密的关系

嗅觉和其他视觉、味觉等五感的传导路线不同，嗅觉神经的传导不经过中枢神经而直接进入大脑。在嗅觉的传导过程中，不但通过掌管记忆的大脑边缘区，还从脑内掌管记忆的海马区附近穿过，所以香味和记忆有很强的联系。

正因为如此，当我们有时闻到某种味道，就会想起某个特定的情景，眼前浮现出当时的痛苦与快乐。

在由视觉情报主导的现代社会中，人的嗅觉机能已经开始退化了。经常有意识地利用香味刺激大脑可以防止脑力的下降。我们可以试着建议父母在吃饭时，尽量慢慢地享受食物和菜肴的香味，久而久之，父母就会逐渐开始去感受新鲜的水果香等飘溢在身边的香味了。

用香味帮助提高记忆力

要想体验各种香味的话，建议大家可以买一些现成的芳香小商品。研究结果表明，柠檬草和迷迭香的香味可以提高记忆力，让我们在享受清香的同时还能够达到刺激大脑的目的。一旦你开始使用了香草植物，你就会知道房间里和身边的香味对你来说是多么重要了。

当父母习惯了某种香味以后，可以试着再送些其他的香草植物。如果还知道有关香草植物的小知识，比如薰衣草有使人放松的效果，家人就可以更好地享受它的芬芳了。

即使和父母不住在一起，使用同样的香味也可以加深和父母的感情，还可以在享受芬芳的同时保持我们大脑的健康。

Tips

⊙ 让逐渐衰退的嗅觉活跃起来，刺激大脑。

⊙ 用香草的香味放松自己。

送菜籽 21

先送些种子和菜苗

最近，在阳台上、院子里或是附近的小块菜地里，种家庭小菜园的人到处可见。我们也赶个时髦，给父母送些种子和菜苗不是很好么？当然没必要特意去租一块地来种，可以先让父母试着在阳台上种一些蔬菜什么的。

父母那一代大多是接触过农活的人，对此一般应该没什么抵触。在劝父母的时候不要说"试着种些什么吧"，而是直接送给他们一些种子和菜苗。因为如果一开始就说做农活的话，父母也许会觉得太麻烦。要是直接送种子和菜苗，即使他们不想种，也会先把菜苗移到花盆里吧。这样往往会不知不觉地让他们对家庭小菜园产生兴趣。

农活对大脑和身体益处极大

家庭小菜园有许多好处，比如，从种下种子到收获，这段时间里一边看着蔬菜成长，一边要考虑下一步的行动，这就要使用大脑的额叶区。被称做脑中之脑的额叶区前部管理着大脑的其他领域，对额叶区前部的刺激可以使大脑更加灵活，这是保持年轻的第一步。同时，在接触土壤的时候，闻气味还可以刺激大脑顶叶区中管理情感的躯体感觉区。另外，在观察植物生长状态的时候，还需要用到大脑枕叶区中控制视觉的视觉区。

在种菜的时候，父母会想到要定时浇水，还会担心如果自己不在家，菜会枯掉……菜长得好也会有成就感。这样的生活乐趣和价值感，都会成为让老年人积极生活的重要动力。不管菜园的规模大小，做农活和外出运动的健康效果是一样的。在活动身体的同时，大脑的各个区域也得到了刺激。所以说，干些农活对保持身体和大脑的健康都是极有好处的。

从家庭小菜园开始帮助父母寻找生活的乐趣

父母在农作物种植之中感受到成就感和自我价值感，就会更加积极地对待生活。比如说，他们会把自己种的菜送给邻居和朋友，这样就有机会扩大交际圈，这对丰富老年人的生活是很重要的。

Tips

⊙ 种菜可以在活动身体的同时，让大脑的各个部分都运转起来，有助于父母保持年轻。

22 让父母参加公益活动

参加公益活动可以接触到新的价值观

当一个人退休以后，可以把公益活动当做第二人生目标。上了年纪的人第一次参加公益活动时，也许会遇到各种各样的问题。

为什么这样说呢？

因为公益活动和工作不一样，是一种非营利性质的为他人服务的行为。面对迄今为止从未接触过的价值观和人际关系，反而会让他们感到浑身是劲儿。

可以先帮父母找找都有哪些活动，然后鼓励他们去参加，使他们能够接触到另一个新鲜的世界。

不是为了自己，而是为了他人无私奉献，通过这样的公益活动，父母会深深地体会到自身的存在是为社会所需要的。

公益活动可以刺激大脑

帮助别人可以给我们带来快感，这本来就是人类的本能。不图等价的回报，仅仅是来自周围的赞许也可以使我们的大脑分泌多巴胺，这和我们在工作上取得成功之后大脑的反应是一样的。

公益活动一般都是很多人一起进行，和人接触交流是免不了的。参加活动的人来自四面八方，各有各的特质，我们不可能根据自己的喜好去选择同伴，有时候也必须和那些看不惯的人相互协作，特别是在这种无偿的公益活动中，处理好和别人之间的关系很重要。这些需要做子女的多多提醒父母。

还有，退休前一直坐办公室的人应该尝试一些体力活动，而一直做体力工作的人则应该去参加一些事务性的工作。像这样，尝试新事物对刺激大脑会更有好处。

公益活动让父母充满活力

完全出于人们的善意，没有薪水——参加公益活动可以说是一个人积极生活的表现。人们在活动中结识新的伙伴，克服各种困难，这些都更使人增强了参与社会的意愿。

从一线退下来的父母通过这种活动，不但可以找回失去的活力，甚至能让他们比退休前还要精神百倍。

Tips

⊙ 通过参加公益活动，找到自我价值和生活目标。

每周给父母打一次电话 23

电话缩短亲子的距离

我们在考虑父母的健康时，应该注意的一点是，要与父母时刻保持交流。如果联系密切的话，甚至可以从父母的只言片语中察觉到他们身体的变化，因而尽早地发现疾病。如果是和父母分开居住，最好每周给父母打一次电话。这时，要注意主动和他们讲一讲自己的近况，因为不管到了多大年纪，父母都会一直关心着孩子们的工作和生活状况。做子女的应该主动联系父母，这样才会使父母安心，令他们更加健康。

由子女引导话题

与他人进行语言交流，这对大脑的刺激作用超出人的想象。但是，随着年龄的增长，上了年纪的人记忆会停留在过去，经常会反复地说一些陈年旧事。这容易导致大脑的僵化，这时就需要你不断地用新话题来刺激父母的大脑。

父母年岁大了之后，外出的机会自然而然就少了，这使得他们少有机会接触新事物、新话题。所以，子女要把流行的音乐、受欢迎的节目、新出现的商品等新鲜的事物介绍给父母。

在向父母介绍新东西时也是有窍门的。比如，推荐最新的电视剧给父母，如果只说故事情节，他们可能很难完全理解，但如果你说"妈，您喜欢的某某演员在里面扮演一个角色哟"，或者说"与以前那个受欢迎的电视剧的情节很像"之类的，父母很快就会被激起兴趣。

无论怎么忙，打电话的时间总该有的。本来与父母见面交谈是让他们最高兴的，同时对老人也能起到更好的刺激作用，但如果见面有困难的话，那么哪怕只有5分钟也好，每周都应该给父母打一次电话。

从声音中了解父母的身体状况

只要能坚持每周给父母打一次电话，不知不觉中就会养成打电话的习惯。对于新的话题，我们应当注意父母将会有怎样的反应，有什么样的意见，这样就能捕捉到父母声音的变化。如果我们能够从声音中推测出父母身体的变化，或者是否有什么事情发生，就能随时掌握父母的情况，并且加深相互间的联系。

Tips

⊙ 如果能够每周打一次电话，子女们就可以随时掌握父母的身体状况。

⊙ 用社会上的新鲜事物来刺激父母的大脑。

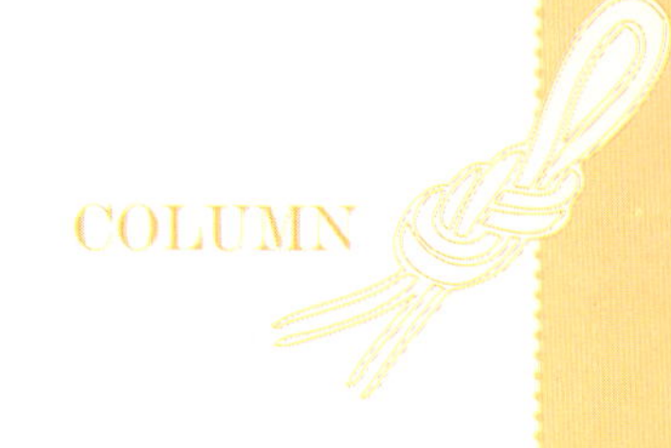

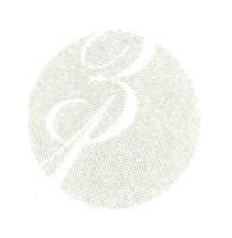

外孙女出生了

几天前，我们夫妇的第二个孩子诞生了。生下后马上就给一直盼望孩子出生的父母去了电话，结果父亲的话出人意料："孩子是你们俩的孩子，按照你们自己的想法抚养吧！"对第二个孩子，父亲的反应意外地冷淡。

在那之后没多久，我就带着儿子和刚出生的女儿去了父母家。习惯了照顾婴儿的母亲马上抱起了女儿，父亲在旁边一直斜眼看着，最后终于忍不住说"给我抱一下"。从抱起女儿到膝上的那一瞬间开始，父亲用我从未见过的表情看着女儿，直到母亲说"时间到了，该换人了"。从那时开始，两个人为了抱外孙女一直你争我抢的。"到上大学之前，

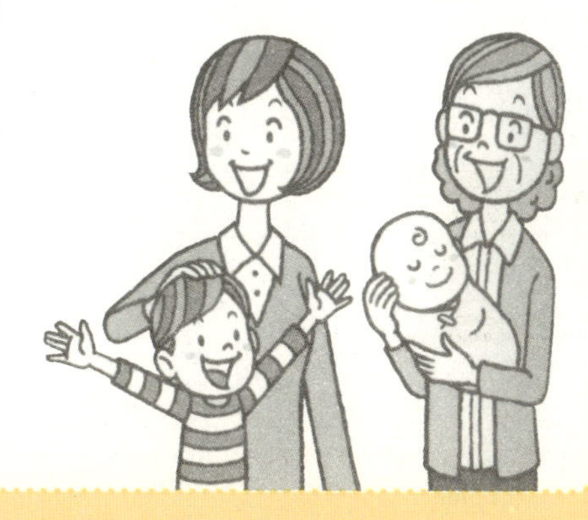

COLUMN

钱的事就由我负责！你们不用担心！”父亲激昂地说。

让父母和外孙女见面竟然有这么大的变化，真是太让人吃惊了。我的孩子不仅仅对我们重要，对父母来说好像也会变得越来越重要了。

30岁 · 女性

第四章

有趣的活动让头脑保持灵活

随着年龄的增加，人逐渐没有动力去尝试新事物了。
但实际上人还是需要接触新的信息，做不一样的事情。
让父母尝试那些既容易开始又容易坚持的事情，
会让他们的生活变得更有意思。

送涂画用品 24

涂画是成人的玩具

说起涂画，大多数人也许会认为是儿童玩具。但是，因为它既简单又能锻炼人的大脑，最近好多专为成人设计的涂画用品也开始出现在市场上。只需要有支彩色铅笔就可以轻松开始涂画，既能刺激大脑又能使人凝心安神，何不送一套涂画用具给父母呢？

现在的涂画用品种类十分丰富，画纸有各种各样的规格，还有和彩色铅笔成套卖的。先问问父母的喜好，再送一些简单的让他们试试。

通过涂画保持大脑的灵活

研究证明，涂画时的各种动作都会刺激大脑，使大脑变得灵活。

首先，在看样本时，大脑中掌管视觉的枕叶区会受到刺激。接下来，为了正确掌握样本的形状和颜色，就要回忆以前看过的实物或作品的形状、颜色等作为参考，这时储藏过去记忆的大脑颞叶区开始活动。之后，为了抓住涂画的整体感觉，负责空间识别的顶叶又开始发挥作用，同时向负责构思和创造的大脑额叶联络区传送消息。用什么颜色、如何涂画等构思在额叶中形成后，人就会听从躯体运动中枢的指挥把颜色涂上去。就这样，涂画要动用整个大脑，预防老年痴呆的效果令人期待。

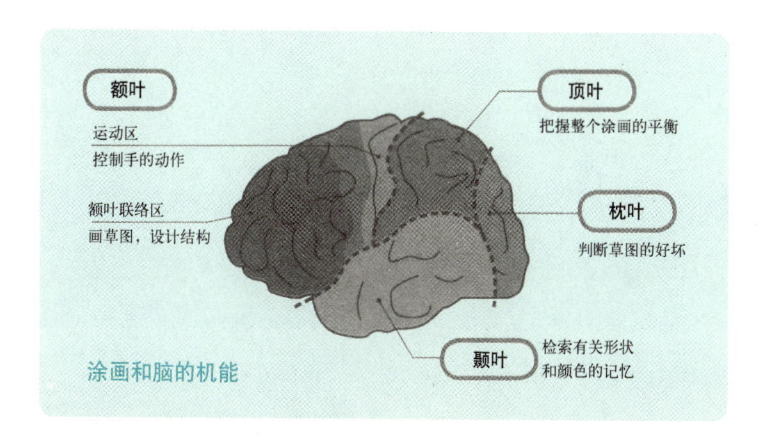

涂画和脑的机能

赞扬能够成为动力

如果和其他人一起涂画，画完后就会很自然地相互交流。与周围的人互相欣赏完成了的作品，画得好的话彼此称赞一下，这会使人更有干劲和成就感，还会激起人的上进心，使人努力坚持下去。被赞扬之后，自然对其他事情也会跃跃欲试。所以，全家人别忘了要赞扬父母的作品。

Tips

- ⊙ 涂画是使大脑保持灵活的简单方法。
- ⊙ 赞扬每一件作品，让父母继续努力。

25 用短信与父母联络

用手机短信和父母交流

现代生活中，基本上每个人都有手机，也有很多适合老年人用的、操作特别简单的改良手机。大多数父母都不像年轻人那样会玩手机的各种花样，特别是短信这个功能，对有些老人们来说过于复杂，很难掌握。不过，一旦父母掌握了短信的使用方法，就可以随时随地互相联络了。要是他们还学会了使用图形文字和发送照片的话，就一定会对短信联络更有兴趣了。

一定要教会父母发短信的方法，并尝试用短信与他们交流。

用短信传递真心话

发短信时会用到手和手指，能刺激额叶中的运动中枢。有时，用用平时不擅长的手（右撇子的话用左手，左撇子的话用右手），更能使大脑得到锻炼。

短信还有一个优点：在电话中不好说的事情，用短信就比较容易表达了。电话交流的时候，因为声音掩盖不住真实情感，所以有时会担心让对方察觉到一些不想让他知道的东西。用短信就不会有这种顾虑，可以轻松地、毫不犹豫地把自己的真实想法表达出来。

用照片和视频发短信还可以引起共鸣。高兴的时候拍些视频或者照片，通过短信互相传一传，这样可以告诉对方自己的状态，使双方都放心。不过也要注意，短信基本上还是通过文字交流的，有时也会产生误解，重要的事情最好是用电话沟通或见面说才不会出错。

年轻人用的东西能给父母带来朝气

子女和父母之间保持足够的交流，会减少很多不必要的压力，对大脑的健康也有好处。平常通过短信可以马上了解父母的身体情况，有事情也能及早应对。除此之外，对父母来说能和孩子一样会使用手机的各种功能，也给他们带来很大的自信。

Tips

- ⊙ 使用手指可以刺激额叶中的运动中枢。
- ⊙ 下一步送如iPad这样的时尚产品。

26 陪他们去卡拉OK

无拘无束地和父母一起K歌

卡拉OK是老少皆宜的娱乐活动，如果是同一个年代的人一起去，所唱的歌曲大都基本相似。特别是对老年人来讲，在生活中没有什么机会学到新歌。所以，偶尔陪父母去唱卡拉OK吧，因为是一家人，即使唱得不好也能毫无顾忌地大声唱出来，还可以全家同声高歌。

跟唱歌词，可以刺激大脑

边看字幕边跟着唱，可以有效地刺激大脑。音乐响起后，屏幕上出现的字幕等视觉“情报”会通过视觉神经输入大脑，这些“情报”在脑内被整理后再输出，也就是最后通过发出声音来完成整个唱歌过程。这一连串的流程会有效地刺激脑细胞高度集中的额叶区，而且，唱给别人听的那种紧张感对大脑的刺激也是十分巨大的。

不过，如果父母一直唱熟悉的歌曲就变成了单调的重复，要劝他们多尝试一些流行歌曲。更要建议父母，在理解歌词的基础上尽量带着感情唱，这样可以刺激大脑掌管感情的区域。记住歌词后可以脱离字幕，还可以清唱或者按照自己的旋律唱，这些都能成为对大脑的新鲜刺激。

大声唱歌可以释放压力

人上了年纪以后，就很难通过运动来释放压力了，就这一点而言，卡拉OK比较容易使人放松。由唱歌时的情绪激昂，到唱过之后的自然放松，这个过程中压力会得到释放。

随着年龄的增加，大喊大叫的机会也减少了，有机会去卡拉OK的时候，一定要让父母尽情高歌。

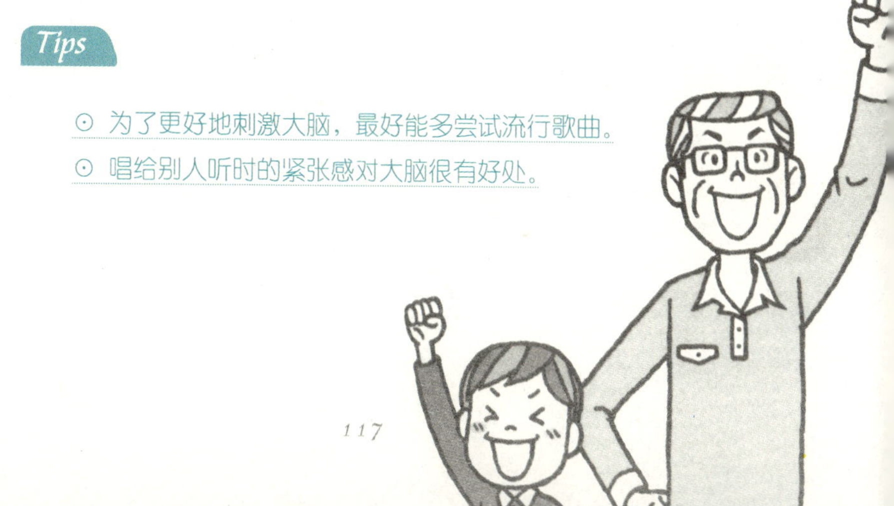

Tips

⊙ 为了更好地刺激大脑，最好能多尝试流行歌曲。

⊙ 唱给别人听时的紧张感对大脑很有好处。

27 请父母画家谱

通过家谱增强与父母之间的感情

在婚礼或葬礼上，会遇到从未见过或者见过但叫不出名字的亲戚，大家应该都有这样的经历吧？在父母的那个年代，大多数人都有兄弟姐妹，亲戚也多，名字和人记起来会很吃力。趁父母都还记得的时候，让他们画一下家谱，一起寻根，同时也增强了和父母之间的感情。

追忆似水流年

记忆会随着时间的流逝而逐渐模糊，但只要不是太疏远，关于亲戚们的长相、特征、性格等记忆，一般都会留存。让父母根据这些记忆画一下家谱，不仅仅是他们的姓名和长相，还有他们的家庭成员、住在哪里……尽量详细地写出来。

回顾过去，可以唤起自己的年轻岁月，也是一个让人忆起更多幸福往事的契机。这不但可以再次加深我们的记忆，同时还能帮助我们确认与亲属之间的关系。

向父母倾诉亲情

对于父母来说，能够想起过去的事情，本身就是对记忆能力的一个自我肯定。父母再次确认自己和孩子、父母、祖父母之间的关系，会重新感受到自己的存在意义。

父母在画家谱时，你也要积极地向他们询问祖辈和亲属的情况，比如，他们的性格是怎样的、做何种工作……这不仅仅是为了唤起父母的记忆，也是为了加深我们与父母之间的感情。了解父母和他们周围的人是怎样走过人生的，更有助于我们理解父母。

你就作为听众，一边倾听一边和家人画画家谱吧。

Tips

- ⊙ 画家谱是唤起往事的契机。
- ⊙ 述说自身经历的同时，也是对自己记忆力的肯定。

和父母一起去旅游 28

旅行路线和计划交给父母来定

对父母那一代人来说，退休后最想做的一件事恐怕莫过于旅游了。

旅行社有很多针对老年人的旅游套餐，不过，最好不要简单地申请加入现成的旅行团，另外的做法可以让父母得到更多的益处，那就是让父母自己安排要去的地方、出行的路线、下榻酒店和交通手段等——自行制定一个旅行计划。因为如果参加旅行团，就只能按照导游的安排购物、吃饭、参观，从让大脑得到锻炼这方面来看，还是欠缺点什么。

制定旅行计划是锻炼大脑的最好方式

制定旅行计划，对锻炼人的大脑十分有效。在时间和预算都受一定限制的情况下，先要考虑同行者的性格和爱好，再决定该怎么去，住在哪里，还有吃什么，这些都需要出发之前在大脑中模拟整个行程，因而能有效地刺激大脑额叶区。

如果不经常使用的话，大脑额叶区就会随着年龄的增加而萎缩，所以有必要经常刺激这一区域。制定旅行计划、按计划出行、计算赶火车和飞机的时间，这些都是由大脑中的司令部——额叶区决定的，制定整个旅行的过程会给它带来更大的刺激。

为了帮父母完成他们的旅行计划，孩子们要从旁协助，但值得注意的是，如果什么都插手的话，父母就会慢慢不喜欢自己制定计划了。当然，出国旅行时要尽量让父母跟团，并且让他们直接和旅行社交涉，子女只起协助作用即可。这样做也许要费些事、花些时间，但也要耐心地等待父母和旅行社谈妥旅行计划。

旅行计划应由易到难

如果父母自己制定了计划并圆满实现，下次就会更积极地去计划新的旅行。假如父母的兴趣是历史人文，就可以建议他们制定一个能够活用历史知识的，如寻访史迹的旅行计划，这样在旅行中所遇到的各种新鲜体验，会给他们带来更加强烈的刺激和新鲜感。

别忘了在父母制定出游计划时提醒他们要先从一日游开始，然后是两日游……逐渐增加出游的天数。

Tips

⊙ 自己制定旅行计划是对大脑的有效刺激。

29 带他们去看戏剧

戏剧是最刺激的体验

对任何人来说，与未知世界接触时都会使大脑受到刺激，特别是海外旅行。当然也不是非要带父母出国不可，其实在我们身边就有很多东西可以给父母带来新鲜的体验。比如，带他们去看戏曲、歌剧、话剧等舞台演出就是比较容易做到的。

置身于与日常生活完全不同的艺术空间，看着眼前与自己境遇不同的登场人物的人生经历和精彩演出——舞台表演，对父母来说是一种从未有过的体验吧！

随着故事情节的展开，体验着剧中人物的悲喜，这些都强烈地刺激着他们的大脑，使那一刻永远地留在记忆中。这种感觉是从电影和电视中无法得到的体验，所以一定要带父母去看舞台表演。

和父母拥有共同的感动和时间

要想理解舞台剧独特的台词或戏曲独有的唱腔，就要专心致志地倾听，这样就会刺激大脑掌管听觉的颞叶。

我们来到剧院看表演，用整个身体去感受它所营造出的独特空间氛围时，不仅仅是听觉和视觉，甚至连皮肤都能受到刺激。这种来自戏剧的震撼能刺激整个大脑，在脑内形成新的沟回。大脑在这样的锻炼下会变得更坚强，可以有效地预防老年痴呆症。

脑中形成新的沟回是大脑活动的结果，这对父母的健康是极其重要的。而且去看舞台剧是要打扮好才能出门的，这种适当的紧张感对大脑也是良好的刺激。

共同拥有平时很难体会到的时间和感动，无论对父母还是子女都将成为一个值得珍藏的回忆。

加深相互间的理解

看舞台表演时，用五感去体验登场人物的境遇，这对于父母来说是难得的宝贵经历。在看过之后，和父母谈谈感想也是很重要的，还可以发现一些大家都没有注意到的细节，这些都会使交流变得愉快。通过和父母交换感想，也许还会发现父母和自己看问题的方式有哪些不同。知道了父母看问题的角度和观点，也会加深对父母的理解。

赶快买张票给父母送去吧！别忘了去之前和父母都好好打扮一下哟！

Tips

- 看戏时仔细听台词，可以刺激大脑掌管听觉的颞叶。
- 看戏可以使人在脑内形成新的沟回，预防老年痴呆症。

30 送块手表给他们

手表能提醒我们生活的节奏

在退休前，早上起床、吃饭，然后上班，父母一直都是这样有规律地生活吧？可是退休以后，大多数人都打破了这种规律性。

尽管退休后的生活方式有所改变，但是为了健康，至少要保证最基本的生活规律——一日三餐，早晨在固定时间起床，晚上天黑后早点入睡等。

为了帮助父母恢复以前那样有规律的生活，给他们买块手表吧！当然是那种字盘大、容易认的为好。戴上了手表，自然而然就会注意时间，重新意识到有规律的生活是多么重要了。

有规律的生活可以预防老年痴呆

退休后，总是待在家里，时间的概念就会慢慢地淡化。以前上班的时候，周围一直都有手表、手机等显示时间，车站和公司里的时钟也随时在提醒我们时间的飞逝。退休后就没有那样的环境了，被时间追着跑的时候也少了。

有规律的生活对健康是有利的。每天早晨定时起床，晒一晒太阳，一日三餐按时吃，白天活动活动身体，晚上放松一下……实际上，调查结果也显示，生活有规律的人患老年痴呆症的概率偏低。

在考虑如何维护父母的健康时，一定别忘了提醒父母生活要有规律，还要告诉他们这对人的身心健康多么重要。

重视时间让生活变得更有规律

有规律的生活可以调整脑内物质的分泌，使身体在清醒和睡眠时有张有弛。

人类从远古至今，根据太阳的移动位置来决定每天的生活。然而自从钟表诞生后，人们开始根据每天24小时的计时方式来安排生活的节奏。

送块表给父母，让他们能够经常意识到时间，过有规律的生活，会使身体和大脑变得更加健康。

Tips

- ⊙ 有规律的生活可以使身体机能保持正常。
- ⊙ 戴手表可以重新找回时间的感觉。

送妈妈化妆品 31

化妆使人身心愉悦

特别是对母亲来讲，上了年纪后，外出的时间少了，化妆的机会自然也就少了，有时甚至会觉得化妆麻烦，结果就更不愿意出门了。

实际上外出是接受来自外界刺激的最好机会，人们多少都会介意他人的目光，这可以使大脑保持紧张感。如果母亲变得不太喜欢出门，就送给她一套新的化妆品吧。母亲收到了化妆品，一定会用心打扮，心情愉悦了，就会更愿意外出。

外表的一点点变化都会带来自信

化过妆的老人会变得明快、开朗，表情也丰富起来了。不只是养老院的老人们会这样，在家里的母亲也是如此。母亲在化妆之后会觉得自己变年轻了，自然也就有了自信。

值得注意的是，对化妆品要进行选择。年轻的时候即便用便宜的化妆品也不会有问题，但是到了一定年龄之后，年轻人用的化妆品就不再适合了，必须要考虑到母亲的皮肤状态和肌肉松弛程度来选择化妆品。平时脑子里就要装着给母亲买化妆品的念头，这样等到暑期去海外旅行时，自然就会在免税店想起“买化妆品送给母亲”。

化妆可以防止抑郁

老年人往往会因为一点点小事而产生抑郁的倾向。稍微化化妆，心情和表情都会明朗起来。这种积极的生活态度会使人远离抑郁症。当然，化妆不能只是偶尔一次半次，让母亲养成习惯才是最重要的，这就需要全家人有意识地夸奖母亲化妆后的变化。在得到周围人的赞美后，母亲自然就会有坚持化妆的愿望和自信。化妆是让老人积极外出参加活动的一个契机。

Tips

⊙ 化妆可以使外表和精神都变得年轻。

COLUMN

母亲的短信

就在不久前，我收到了一条短信，不知是谁发来的，我心里想“最好别是垃圾短信”。小心翼翼地打开，里面写的是：“怎么样？最近很努力吧？谢谢！妈妈”

“啊，是妈妈！”原来是那个对现代科技一窍不通的母亲发来的，这是我第一次接到母亲短信的瞬间。

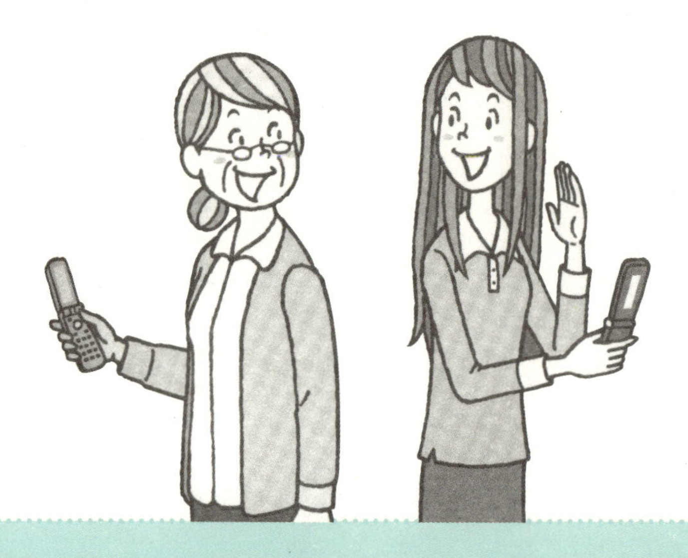

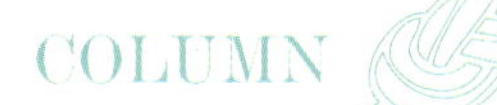

从那以后，母亲短信发得一天比一天熟练了。几天前，有个短信写着“今天是个大晴天儿！❤”，同时还把自己拍的照片也发过来了。好家伙！现在连彩信都会用了。记得母亲刚开始学发短信的时候，有的功能不知道怎么应用，还打电话过来抱怨说：“一点儿都不懂，不会写！”……

我开始时发些“没有感冒吧”、“最近有些热，没事儿吧”之类不痛不痒的问候短信，是因为那时还有些拘谨，现在每天都互相联系，早已经习惯了。和父母分开住，也不可能常见面，以后也会经常用短信联络的。

30岁 · 女性

人可能天生都乐观吧，很少有人对将来做一些悲观的预测。我们总是含糊地认为：“我们家没事儿”、“父母健康着呢”……

我是神经内科的医生，见过很多脑血栓、脑溢血和老年痴呆症患者。不得不说，一旦得了这些病，医生能做的事情是很有限的。如果能在健康的时候多努努力，就可以延缓病情，或者不至于最后瘫痪在床。但实际上，能够严格管理自己健康的人并不多。

所有的父母都一样吧，家里人的话往往不太听。其实也只有家里人，才能够真正地为父母着想，督促和帮助父母做到早期疾病预防。

平常和父母保持很好的交流，才有可能做好他们的健康管理。在现代社会里，大家庭越来越少，连和父母见面的机会都没有以前那样多了。好在现在可以通过手机、电子邮件等手段，即使不直接见面也能保持和父母之间的联系。

如果在利用本书中所提到的各种方法的同时，还能够注意保持与父母之间的感情联络，就会更有利于维护父母的身体健康。父母健健康康地生活，这对子女来说是一件多么幸福的事啊，可惜很多人都是在父母生病后才真正认识到这一点。

为了今后不后悔，请一定将本书所提供的方法付诸实施吧。

米山公启

北京市版权局著作权合同登记图字：01-2011-1985

图书在版编目（CIP）数据

让父母健康长寿的31件事／（日）米山公启著；肖放译.—北京：北京大学出版社，2011.6

ISBN 978-7-301-18751-7

I. 让… II. ①米… ②肖… III. 老年人-保健-基本知识 IV. R161.7

中国版本图书馆CIP数据核字（2011）第057965号

书　　名：让父母健康长寿的31件事

著作责任者：[日]米山公启　著　肖放　译
责 任 编 辑：玉晶莹
标 准 书 号：ISBN 978-7-301-18751-7 / G · 3102
出 版 发 行：北京大学出版社
地　　址：北京市海淀区成府路205号　100871
网　　址：http://www.pup.cn
电　　话：邮购部 62752015　发行部 62750672
编辑部 82893506　出版部 62754962
电 子 邮 箱：tbcbooks@vip.163.com
印　刷　者：中国电影出版社印刷厂
经　销　者：新华书店
880毫米×1230毫米　32开本　4.75印张　70千字
2011年6月第1版第1次印刷
定　　价：22.00元